Batool Ali
Attiya Shaikh

Efeito dos aparelhos funcionais nas dimensões da faringe

AF568470

Batool Ali
Attiya Shaikh

Efeito dos aparelhos funcionais nas dimensões da faringe

ScienciaScripts

Imprint

Any brand names and product names mentioned in this book are subject to trademark, brand or patent protection and are trademarks or registered trademarks of their respective holders. The use of brand names, product names, common names, trade names, product descriptions etc. even without a particular marking in this work is in no way to be construed to mean that such names may be regarded as unrestricted in respect of trademark and brand protection legislation and could thus be used by anyone.

Cover image: www.ingimage.com

This book is a translation from the original published under ISBN 978-3-330-65280-4.

Publisher:
Sciencia Scripts
is a trademark of
Dodo Books Indian Ocean Ltd. and OmniScriptum S.R.L publishing group

120 High Road, East Finchley, London, N2 9ED, United Kingdom
Str. Armeneasca 28/1, office 1, Chisinau MD-2012, Republic of Moldova, Europe
Managing Directors: Ieva Konstantinova, Victoria Ursu
info@omniscriptum.com

Printed at: see last page
ISBN: 978-620-8-39472-1

Copyright © Batool Ali, Attiya Shaikh
Copyright © 2024 Dodo Books Indian Ocean Ltd. and OmniScriptum S.R.L publishing group

Índice

INTRODUÇÃO

A má oclusão é definida como qualquer desvio da oclusão normal ou ideal.[1] Pode ser classificada como má oclusão esquelética ou dentária e ambas são ainda categorizadas como Classe I, II e III. As más oclusões esqueléticas e dentárias no plano sagital podem apresentar desvios nas relações transversais e verticais.[1] Uma má oclusão esquelética é aquela em que uma deficiência ou excesso anteroposterior é evidente na base esquelética maxilar ou mandibular. Uma má oclusão dentária é definida como a relação do primeiro molar superior com o sulco vestibular do primeiro molar inferior no plano ântero-posterior, tal como descrito por Edward Angle.[1,2]

Uma má oclusão esquelética de Classe II é uma discrepância sagital entre a base apical da maxila e a base apical da mandíbula, que pode ser devida a prognatismo maxilar, retrognatismo mandibular ou a uma combinação de ambos.[2] A má oclusão de Classe II é a mais comumente observada na prática ortodôntica. De acordo com um estudo realizado no Altamash Dental Hospital, em Karachi, 56% dos pacientes apresentavam uma má oclusão esquelética de Classe II, entre os quais 75% dos casos tinham deficiência mandibular e 25% tinham prognatismo maxilar como fator contribuinte.[3] Waheed-ul-Hamid[4] no seu estudo concluiu que, entre os indivíduos que apresentavam uma má oclusão esquelética de Classe II, 65% dos pacientes tinham deficiência mandibular em comparação com o excesso maxilar, o que resultava num perfil facial desagradável. Por conseguinte, o objetivo dos ortodontistas é conseguir uma relação harmoniosa entre os maxilares superior e inferior, juntamente com a dentição, para obter um perfil esteticamente agradável.

Vários estudos[5-7] na literatura relatam que o crescimento do crânio, das estruturas faciais, da dentição, da musculatura oral e das dimensões das vias aéreas faríngeas têm uma relação intercambiável de causa e efeito. O crescimento restrito do crânio e das estruturas orodento-faciais pode levar ao estreitamento da via aérea faríngea. A redução das dimensões da orofaringe, nasofaringe ou laringofaringe, devido a obstrução anatómica ou mecânica, pode levar a uma alteração do crescimento craniofacial.[5-7] Os factores anatómicos e fisiológicos, como a redução do tamanho da mandíbula, o aumento do tamanho da língua, das amígdalas e do palato mole, a língua posicionada para trás, o aumento do padrão de crescimento vertical e a alteração compensatória da posição craniocervical, também desempenham um papel na diminuição das dimensões das vias aéreas.[8-10] Diz-se que a posição ântero-posterior do maxilar inferior está associada ao modo de respiração de um indivíduo. O retrognatismo mandibular grave tem sido considerado como um fator de risco crítico em crianças e adolescentes com distúrbios respiratórios do sono ou apneia obstrutiva do sono (AOS).[11,12] Assim, o tratamento direcionado para o reposicionamento da mandíbula para a frente pode ter um impacto positivo na correção de vias aéreas estreitas. Além disso, a redução da posição do osso hioide como mecanismo compensatório também é benéfica para aliviar a resistência das vias aéreas causada pela diminuição das dimensões das vias aéreas ou pelo aumento da massa da língua, uma vez que o osso hioide actua como um determinante central da posição da língua e dos seus músculos associados.[12]

O tratamento da má oclusão de Classe II depende de vários factores que têm de ser considerados antes de formular um plano de tratamento ideal para um doente. O fator principal é a idade do doente na altura do início do tratamento. Um doente pode apresentar-se numa idade de crescimento ou numa idade adulta em que o crescimento dos maxilares tenha parado. O outro fator é a identificação do maxilar que tem uma contribuição importante na quantidade de discrepância esquelética. Podem então ser instituídas várias modalidades de tratamento para tratar estes doentes, que podem variar no seu efeito sobre a base esquelética subjacente.[1,2]

Estas abordagens incluem:

- Aparelhos ortopédicos extra-orais
- Aparelhos funcionais
- Elásticos de classe II usados intra-oralmente
- Extração de dentes para camuflar a discrepância esquelética
- Cirurgia ortognática

Pacientes com má oclusão de Classe II, com mandíbula retrognata, se apresentados numa clínica ortodôntica em idade precoce, podem ser tratados de forma eficaz e eficiente com aparelhos ortopédicos funcionais. Foi relatado que esses aparelhos tendem a produzir um aumento significativo no comprimento mandibular, além de reposicionar e remodelar a mandíbula na direção anterior.[13] O tratamento destinado a redirecionar o maxilar inferior para a frente em indivíduos com deficiência mandibular pode evitar a deslocação posterior da língua, reduzir o colapso das vias aéreas superiores e melhorar a passagem das vias aéreas faríngeas.[14] Estes aparelhos aumentam a estética do perfil facial, alterando a atividade dos vários grupos musculares que influenciam a função e a posição da mandíbula.[15] Foram realizados vários estudos para calcular os efeitos de diferentes aparelhos ortopédicos funcionais, como o CTB, o ativador, o Mandibular Anterior Repositioning Appliance (MARA), o bionator, etc., no crescimento do maxilar inferior e avaliar as alterações nas dimensões da via aérea orofaríngea em pacientes com Classe II esquelética.[14,16-18] Entre todos, o CTB é o aparelho funcional mais utilizado devido à sua adaptabilidade, versatilidade e facilidade de reposicionamento da mandíbula para frente.[19] Consiste em placas de acrílico superiores e inferiores separadas que posicionam a mandíbula para a frente através da utilização de blocos de mordida oclusal interligados.[1,15] As placas de acrílico independentes facilitam a fala e a mastigação, o que resulta numa boa adesão do doente.[15,19]

A passagem da via aérea faríngea é a única via de entrada e saída de ar dos pulmões. É motivo de preocupação para os ortodontistas porque, se as modalidades de tratamento ortodôntico puderem afetar positiva ou negativamente as dimensões da via aérea orofaríngea, isso poderá afetar significativamente o diagnóstico e o plano de tratamento do ortodontista para um determinado doente. Embora vários aparelhos de avanço mandibular tenham sido utilizados com o objetivo de corrigir uma má oclusão de Classe II esquelética, os dados disponíveis sobre as alterações nas dimensões da faringe com o uso do aparelho CTB são muito limitados e há variações nos resultados de estudos realizados em diferentes populações.[20-22] Portanto, o objetivo deste estudo foi verificar as mudanças nas dimensões das vias aéreas com um curso de terapia CTB em nossa população-alvo.

REVISÃO DA LITERATURA

A prática clínica da ortodontia envolve uma variedade de pacientes que procuram tratamento para necessidades funcionais ou estéticas. Esses pacientes podem apresentar más oclusões variáveis que têm diferentes componentes e fatores etiológicos. Diversas variáveis esqueléticas, dentárias e de tecidos moles podem contribuir para as discrepâncias esqueléticas ou dentárias. Assim, o tratamento deve ter como objetivo a correção do fator que desempenha um papel predominante na má oclusão, de modo a obter uma oclusão ideal. Os pacientes com uma oclusão desarranjada podem também apresentar sinais e sintomas como dor na articulação temporo-mandibular, dores de cabeça, otalgia, dificuldades respiratórias, passagem estreita das vias respiratórias ou problemas psicossociais.[1,2] Um tratamento ortodôntico bem sucedido é aquele que é direcionado não só para o tratamento da má oclusão, mas também para os sintomas associados às estruturas circundantes.

MALOCCLUSÃO:

A má oclusão, tal como definida anteriormente, é um desalinhamento dos dentes, um mau posicionamento dos maxilares superior ou inferior ou uma combinação de ambos.[1] É classificada em más oclusões dentárias e esqueléticas, que são ainda divididas em Classe I, Classe II e Classe III.

Uma má oclusão esquelética é causada por um desvio no crescimento mandibular ou maxilar durante o período de desenvolvimento pré-natal, natal ou pós-natal. A má oclusão esquelética é classificada em três grupos com base na posição da maxila e da mandíbula em relação à base anterior do crânio. As três classes são:[23]

- Classe I esquelética: Uma má oclusão na qual os maxilares e mandíbulas estão em harmonia um com o outro.
- Classe esquelética II: Uma má oclusão devida a uma maxila prognática, uma mandíbula retrognática ou uma combinação de ambas em relação à base anterior do crânio, que resulta num perfil facial retrognático ou convexo.
- Classe III esquelética: uma má oclusão devida a uma maxila retrognática, uma mandíbula prognática ou uma combinação de ambas em relação à base anterior do crânio, que resulta num perfil facial prognático ou côncavo.

Edward Angle classificou a má oclusão dentária em três tipos com base na relação antero-posterior do primeiro molar superior com o primeiro molar inferior.[1]

- Classe Dentária I: Uma má oclusão na qual a cúspide mesiovestibular do primeiro molar superior coincide com o sulco vestibular do primeiro molar inferior.
- Classe Dentária II: uma má oclusão na qual a cúspide mesiovestibular do primeiro molar superior fica à frente do sulco vestibular do primeiro molar inferior.

Divide-se ainda em dois tipos:

- Classe II divisão 1: Uma relação molar de Classe II com incisivos superiores proclinados e sobressaliência aumentada.
- Classe II divisão II: Uma relação molar de Classe II com incisivos superiores retroinclinados e sobressaliência e sobremordida variáveis.

- Classe Dentária III: uma má oclusão na qual a cúspide mesiovestibular do primeiro molar superior oclui posteriormente ao sulco vestibular do primeiro molar inferior.

De entre as três classes esqueléticas e dentárias, a má oclusão de Classe II é a mais prevalente e está associada a um maxilar mandibular micrognático ou retrognático.[4,24,25] É um composto de relações verticais, sagitais e transversais alteradas, pelo que o diagnóstico de uma má oclusão de Classe II deve incorporar a avaliação das variantes morfológicas nas três dimensões.

CLASSIFICAÇÃO DA MÁ OCLUSÃO ESQUELÉTICA DE CLASSE II:

De acordo com Graber et al[26], uma má oclusão de Classe II pode ser classificada com base na avaliação morfológica e cefalométrica da discrepância esquelética ou dentoalveolar subjacente. Ele reconheceu os seguintes factores morfológicos que podem levar a uma má oclusão de Classe II e categorizou-os em quatro grupos:

- Grupo 1: Discrepância dentoalveolar devido à migração dentária
- Grupo 2: Mandíbula posicionada posteriormente com uma maxila ortognática
- Grupo 3: Uma maxila colocada para a frente com uma mandíbula ortognática
- Combinações dos grupos 2 e 3: Problema esquelético com mau posicionamento dentário local

Tendo em conta as caraterísticas esqueléticas e dentoalveolares, uma versão simplificada da classificação da má oclusão de Classe II foi proposta por Graber et al[26] sem utilizar inferências cefalométricas:

- Classe II dento-alveolar sem componente esquelético: Esta má oclusão está associada à proclinação dos incisivos superiores e à retroclinação dos incisivos inferiores.
- Má oclusão de Classe II devido a uma força direcionada para distal que resulta numa mandíbula retruída em oclusão habitual e numa sobremordida aumentada.
- Má oclusão de Classe II com maxilar prognático: um perfil facial convexo que pode ser devido a discrepância óssea basal (aumento do ângulo SNA), discrepância dentoalveolar (aumento da sela-naso-frágil) ou discrepância dentária (aumento da inclinação do incisivo superior em relação ao plano SN). Para além disso, o plano

palatino pode estar inclinado anteriormente, agravando ainda mais o prognatismo maxilar.

- Má oclusão de Classe II com mandíbula retrognática: Uma má oclusão que pode ser devida a uma mandíbula pequena, normal ou posicionada para trás no esqueleto facial.
- Uma combinação dos padrões anteriormente mencionados.

Proffit e Tulloch[27] dividiram a má oclusão esquelética de Classe II em três tipos, com base na relação vertical dos maxilares:

- Sobremordida esquelética normal
- Sobremordida esquelética profunda
- Sobremordida esquelética aberta

Fisk et al[28] relataram variações morfológicas na relação dentoalveolar de uma má oclusão de Classe II. Afirmou que a relação incorrecta entre a maxila, a mandíbula e os dentes pode apresentar-se em seis combinações diferentes, resultando num padrão de Classe II.

- Dentes e maxila posicionados anteriormente em relação ao crânio
- Dentes superiores colocados para a frente na maxila
- Mandíbula de tamanho normal posicionada posteriormente em relação à maxila
- Mandíbula subdesenvolvida colocada numa posição retrusiva em relação à maxila
- Base mandibular de tamanho adequado com dentes mandibulares posicionados posteriormente

- Várias combinações dos factores acima mencionados

Moyers et al[29] , em 1980, realizaram um estudo utilizando os cefalogramas laterais de 697 crianças norte-americanas. O estudo consistiu em indivíduos com má oclusão de Classe II tratados com tratamento ortodôntico abrangente, comparados com um grupo de controlos não tratados. Moyers et al[29] identificaram vários fenótipos sagitais e verticais da má oclusão de Classe II e uma tendência geral de faces mais pequenas e medidas lineares reduzidas foi observada no grupo de Classe II em comparação com os controlos. Um total de seis grupos foi identificado com base nas medidas horizontais (Grupos A, B, C, D, E e F). Destes, os grupos B, C, D e E foram considerados como tipos sindrómicos com caraterísticas dentárias e esqueléticas distintas e diversas (Figura 1).

- Grupo A: Relação anteroposterior normal da maxila e da mandíbula. A dentição maxilar é proclinada enquanto a dentição mandibular é vertical sobre o osso basal mandibular. É encontrada uma grande sobressaliência e sobremordida com uma relação de Classe II.

- Grupo B: Uma relação esquelética de Classe II com uma maxila prognática, incisivos superiores proclinados e uma mandíbula de posição normal.

- Grupo C: Padrão severo de Classe II com uma mandíbula curta e uma maxila curta. Os incisivos maxilares estão posicionados labialmente ou verticalmente, enquanto os incisivos mandibulares estão posicionados labialmente.

- Grupo D: Um perfil esquelético retrognático com maxila e mandíbula deficientes. Os incisivos superiores estão posicionados extremamente para baixo e os incisivos inferiores estão verticalizados ou posicionados para baixo.

- Grupo E: Um padrão severo de Classe II devido a uma maxila prognática e uma mandíbula normal. Os incisivos maxilares e mandibulares são alargados anteriormente e posicionados labialmente.
- Grupo F: Uma maxila normal e uma mandíbula retrognática. Os incisivos superiores e inferiores estão na vertical.

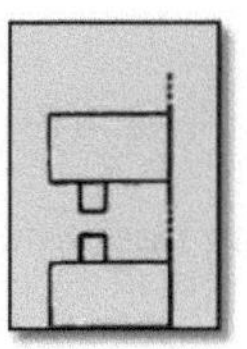

Normal

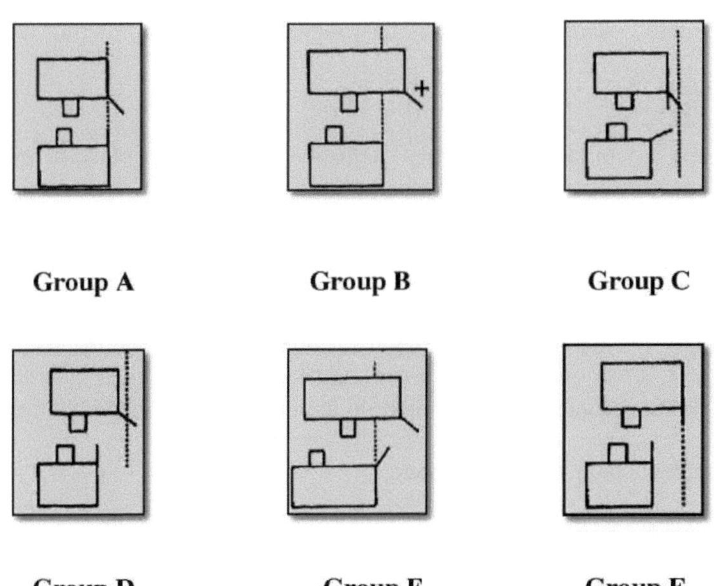

Group A Group B Group C

Group D Group E Group F

Para além dos tipos horizontais, Moyers et al[29] dividiram os fenótipos verticais em cinco grupos (Grupo 1-5). Os grupos verticais não são tão claramente diferenciados e definidos como os tipos horizontais. Enquanto alguns tipos horizontais tinham morfologia vertical normal, muitos tipos horizontais foram vistos associados a tipos verticais específicos (Figura 2).

- Grupo 1: Ângulo do plano mandibular aumentado, um plano oclusal íngreme, base craniana anterior inclinada para cima e palato inclinado para baixo. Estes doentes têm um "ângulo elevado" com uma "face longa" devido a uma altura facial anterior aumentada.
- Grupo 2: Um plano mandibular, oclusal e palatino mais plano do que o normal, que é quase perpendicular a uma horizontal verdadeira. Os incisivos estão na vertical com uma sobremordida aumentada.
- Grupo 3: O plano palatino inclinou-se anteriormente para cima, resultando numa mordida aberta esquelética. O aumento do ângulo do plano mandibular agrava ainda mais a tendência para a mordida aberta.
- Grupo 4: Os planos mandibular, oclusal e palatino inclinam-se anteriormente para baixo. Isto resulta numa linha de sorriso alta e num sorriso gengival. Os incisivos maxilares são alargados anteriormente, enquanto os incisivos mandibulares são inclinados lingualmente. É a forma mais grave de todos os grupos verticais.
- Grupo 5: Os planos mandibular e oclusal são mais planos do que o normal, mas o plano palatino está inclinado para baixo anteriormente, resultando numa mordida profunda esquelética. Os incisivos maxilares são quase verticais, enquanto os incisivos

mandibulares são alargados anteriormente.

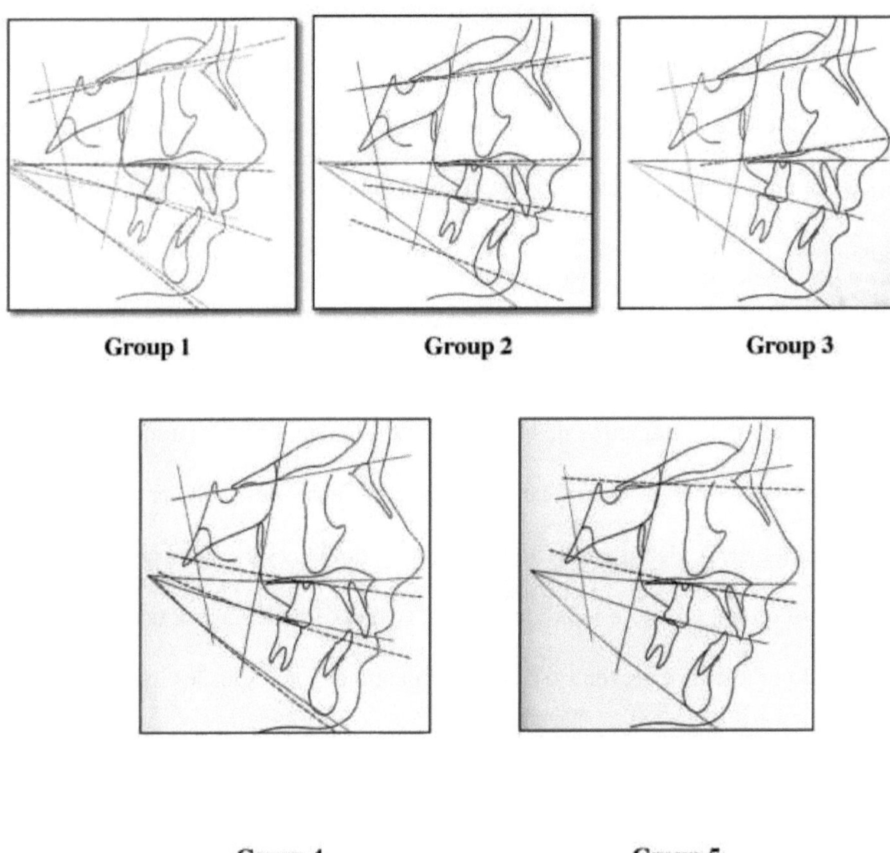

ETIOLOGIA DA MÁ OCLUSÃO DE CLASSE II:

Uma má oclusão de Classe II não significa necessariamente que todos os factores esqueléticos, dentários e dos tecidos moles em conjunto sejam indicativos de um padrão de Classe II. Por detrás da cobertura de tecido mole do perfil facial de um paciente, está em curso um processo dinâmico que é afetado por uma multiplicidade de factores locais e ambientais, pelos genes e pela herança do paciente. O exame da dentição de uma criança pequena que revela uma oclusão em degrau distal, um grande overjet, uma discrepância significativa no tamanho dos dentes ou uma mordida profunda pode dar uma falsa impressão de uma verdadeira má oclusão esquelética de Classe II. No entanto, na realidade, a avaliação dos modelos dentários, das variáveis cefalométricas e dos parâmetros dos tecidos moles, juntamente com a história correta do paciente, ajuda-nos a identificar a verdadeira causa de qualquer discrepância maxilomandibular. A identificação destes factores etiológicos é crucial no processo de planeamento do tratamento e uma identificação precoce pode levar a uma interceção atempada do problema e prevenir o desenvolvimento de más oclusões importantes.

A etiologia da má oclusão de Classe II é de natureza multifatorial. Os factores locais, com ou sem a influência de factores genéticos, desempenham um papel no desenvolvimento de uma má oclusão de Classe II. A interação de vários genes pode acelerar ou desacelerar o crescimento e o desenvolvimento da maxila, da mandíbula e das estruturas orofaciais associadas.[1] Milhares de genes estão envolvidos na modelação, diferenciação e desenvolvimento do complexo craniofacial. Estes genes controlam o processo complexo e organizado de interação dos tecidos, diferenciação celular, migração celular e crescimento da região dentofacial.[1,30] O processo normal de desenvolvimento de um ser humano inicia-se com a formação do tubo neural e das células da crista neural. Estas células da crista neural migram caudalmente durante as fases do desenvolvimento embrionário e desempenham o papel principal no desenvolvimento das estruturas da região da cabeça e do pescoço. Os genes homeobox, como *Msx-1* e *Msx-2*, são os principais genes envolvidos na formação dos dentes e do processo dentoalveolar.[1,31,32] Qualquer interrupção ou perturbação na migração caudal das células da crista neural pode levar a anomalias dentoalveolares e craniofaciais, como a síndrome de Treacher Collins, a microssomia hemifacial, a fenda labial e palatina, a acondroplasia, a síndrome de Mobius, etc.[30]

Corruccini e Potter[33] em 1980 estudaram diferentes variáveis dentárias e oclusais e encontraram uma variação genética e hereditariedade no overjet dentário. Verificaram também que os problemas inter-arcos, como as classes de má oclusão dentária ou esquelética, têm uma componente genética, ao passo que a discrepância intra-arcos se deve principalmente a factores ambientais.

Em concordância com o estudo acima mencionado, foi realizado um estudo longitudinal por Harris e Johnson[34] numa amostra de indivíduos não tratados com idades compreendidas entre os 4 e os 20 anos. Os autores concluíram que os genes e a influência da herança são mais elevados para as variáveis craniofaciais, mas foi observada uma baixa correlação genética e uma maior influência de factores ambientais para as variáveis oclusais.

De acordo com um estudo efectuado por Lundstrom[35] em 1984, verificou-se que cerca de 40% das anomalias dentárias comuns, o mau posicionamento local dos dentes e a má relação entre os maxilares e a mandíbula e a dentição se devem a diferenças genéticas entre indivíduos diferentes.

Outro estudo foi efectuado por Nakasima et al[3] 6 que comparou as diferenças morfológicas e estruturais craniofaciais e dentárias entre pais e filhos com má oclusão de Classe II. O objetivo do seu estudo era investigar o papel da hereditariedade que poderia levar ao desenvolvimento da má oclusão. Observaram que as crianças cujos pais tinham um perfil convexo com sobressaliência aumentada e molares em disto-oclusão também apresentavam um padrão esquelético e dentário quase semelhante. Além disso, também notou que a herança dos factores esqueléticos era muito mais forte do que a dos factores oclusais.

Ao observar os efeitos dos factores genéticos e ambientais no desenvolvimento de uma má oclusão, verificou-se que a evolução e a urbanização desempenham um papel importante no aumento da gravidade de uma má oclusão. Os factores evolutivos, tais como a diminuição do tamanho dos maxilares, o aumento ou a diminuição do tamanho ou do número de dentes, a alteração da morfologia esquelética de um indivíduo, etc., estão fora dos limites de tratamento de um ortodontista. No entanto, os factores ambientais podem ser controlados atempadamente e as modalidades de tratamento preventivo e intercetivo podem evitar que um doente desenvolva uma má oclusão grave.[37] Os factores ambientais ou adquiridos que desempenham um papel no processo de desenvolvimento de uma má oclusão incluem a utilização de uma dieta mole em vez da dieta crua e dura utilizada antigamente, a redução da força de mastigação e mastigação, que modifica a força dos músculos mastigatórios e das estruturas circundantes associadas, levando a uma diminuição da tração nas estruturas ósseas que afectam o crescimento do osso específico. Outros factores locais incluem a perda precoce da dentição primária, que resulta no desvio dos dentes numa direção anormal, história de traumatismo grave numa idade precoce que causa fracturas condilares, assimetria mandibular e crescimento mandibular deficiente.[1,38] Anomalias nas funções fisiológicas normais do corpo, como a fala, a deglutição, a mastigação e a respiração, também podem afetar o desenvolvimento dentário e a posição dos dentes na arcada. As funções fisiológicas alteradas resultam num desequilíbrio entre as pressões de repouso dos músculos dos lábios, língua e bochechas e as estruturas circundantes. Hábitos como a sucção do polegar ou da chupeta durante mais de 6 horas com pressão constante, o posicionamento anterior da língua durante a deglutição (deglutição com impulso da língua), a sucção dos lábios e o roer das unhas têm efeitos deletérios e prejudiciais no crescimento das estruturas dentárias, esqueléticas e craniofaciais circundantes.[1,38]

Os músculos craniofaciais, que ajudam a manter a postura do crânio e de toda a coluna vertebral, contribuem para as funções fisiológicas normais de respiração, deglutição e mastigação, o que afecta o crescimento e o desenvolvimento do esqueleto dentofacial, incluindo os maxilares e a mandíbula. A postura da cabeça com um ângulo craniocervical aumentado devido a hábitos como a respiração pela boca pode resultar numa mandíbula posicionada para trás.

Outros factores que podem desempenhar um papel no desenvolvimento de uma má oclusão de Classe II são os adenóides hipertróficos, as amígdalas aumentadas, os septos nasais desviados, etc., que levam à obstrução das vias respiratórias.[39] Estas obstruções podem levar a uma mudança da respiração nasal para a respiração oral, o que afecta a postura da cabeça, da língua e da mandíbula. Foi efectuado um estudo numa espécie de macacos com obstrução mecânica das vias respiratórias para avaliar a influência da respiração oral no crescimento e desenvolvimento das estruturas dentofaciais.[40] Os autores observaram um aumento da altura facial inferior, um ângulo acentuado do plano mandibular, um ângulo goníaco obtuso e uma rotação da mandíbula para baixo e para trás.

Os factores etiológicos resumidos acima indicam que os factores genéticos têm um papel importante no estabelecimento de uma má oclusão esquelética de Classe II; enquanto que os factores ambientais locais influenciam a má oclusão dentária de Classe II.

MÉTODOS DE TRATAMENTO DA MÁ OCLUSÃO DE CLASSE II:

A má oclusão de Classe II representa um desafio de tratamento para os clínicos. Podem ser utilizados vários aparelhos para corrigir uma má oclusão, dependendo da idade do paciente, da gravidade da má oclusão e das caraterísticas individuais do paciente. Em geral, os aparelhos apropriados para a correção das discrepâncias de Classe II podem ser dos seguintes tipos 1) aqueles que visam uma mudança ortodôntica, 2) aqueles que visam uma mudança ortopédica e 3) aqueles que visam aliviar os hábitos parafuncionais.

A era histórica do tratamento da Classe II inicia-se com a utilização de aparelhos ortopédicos extra-orais, passando para os aparelhos ortopédicos funcionais removíveis e fixos. Na era seguinte, teve lugar um debate entre o tratamento sem extração e o tratamento com extração para correção de apinhamento, perfil e aumento das inclinações dos incisivos superiores e inferiores. Edward Angle, o pioneiro da ortodontia, postulou o tratamento de uma má oclusão de Classe II sem extração dentária e acreditava que a expansão da arcada com aparelhos ou fios era suficiente para ganhar espaço e aliviar a quantidade de apinhamento.[41] Ele propôs a ideia de que os elásticos de Classe II eram eficazes na correção da relação sagital dentária e esquelética e suficientemente eficientes para alcançar uma relação molar de Classe I. Norman Kingsley[42] , em 1880, apresentou pela primeira vez o conceito de extração dentária seguida de retração dos dentes com aparelhos extra-orais. Calvin Case apoiou a ideia da extração dentária e considerou a remoção do dente necessária para ganhar espaço e melhorar a estética facial.[1] Charles Tweed[43] também encorajou as extracções dentárias para fins ortodônticos como forma de tratar a má oclusão de Classe II, de modo a obter resultados mais estáveis e previsíveis. As extracções ortodônticas continuam a ser largamente praticadas, não como o único meio de corrigir uma má oclusão de Classe II dentária com overjet aumentado, mas para mascarar a discrepância esquelética, movendo os dentes em conformidade. Esta modalidade de tratamento é geralmente aceite e executada como camuflagem dentária.[1,41]

Além de usar uma abordagem de não extração versus extração para tratar pacientes com más oclusões de Classe II, a idade do paciente dá ao ortodontista o benefício de usar aparelhos de modificação do crescimento para a correção da discrepância esquelética maxilomandibular. A era dos aparelhos ortopédicos começou com a introdução do aparelho extrabucal nos Estados Unidos da América, enquanto os aparelhos funcionais eram utilizados como prioridade de tratamento nos países europeus. A utilização de aparelhos extrabucais diminuiu na era de 1920, uma vez que se tratava de aparelhos extra-orais, volumosos e conspícuos; por conseguinte, a adesão dos doentes foi reduzida devido à modernização. Por outro lado, esses aparelhos desempenhavam principalmente o papel de elásticos de Classe II que Angle, em sua época, acreditava ter efeitos dentários e esqueléticos. O benefício adicional dos elásticos de Classe II era que eles eram usados dentro da boca, o que reduzia o volume e era amplamente aceito e tolerado pelos pacientes.[41]

A última modalidade de tratamento na correção de uma má oclusão de Classe II é a cirurgia ortognática, que é a escolha de tratamento em pacientes adultos com uma discrepância maxilomandibular grave.[44] Os adultos que optam por cirurgias dos maxilares podem melhorar a sua estética facial através do recuo do maxilar superior ou do avanço do maxilar inferior, em vez de camuflarem o problema esquelético apenas com a movimentação ortodôntica dos dentes.

APARELHOS FUNCIONAIS (APARELHOS DE AVANÇO MANDIBULAR):

Os aparelhos funcionais são dispositivos de avanço mandibular utilizados durante os períodos de crescimento pré-puberal e puberal para a correção de más oclusões de Classe II. Funcionam principalmente através da postura da mandíbula na direção da frente, o que cria tensão nos músculos e nos tecidos circundantes. A alteração da tensão muscular tende a aumentar o crescimento do côndilo mandibular e a alterar a relação côndilo-fossa.[1]

CLASSIFICAÇÃO DOS APARELHOS FUNCIONAIS:

Diferentes autores propuseram diferentes classificações. As classificações seguintes são as mais utilizadas.

De acordo com o Proffit[1] , os aparelhos funcionais podem ser classificados em três tipos principais, que se dividem em aparelhos activos e passivos, consoante o modo de ação.

1. Aparelhos transportados pelos tecidos:

A maior parte deste aparelho está situada no vestíbulo labial ou lingual. Estes aparelhos posicionam a mandíbula para a frente, alterando o contorno da musculatura facial circundante, como os lábios, a língua e as bochechas. Por exemplo: Aparelho de Frankel, para-choques labial.

2. Aparelhos de origem dentária:

Estes aparelhos cobrem principalmente as áreas de suporte dos dentes e apoiam-se no dente e no osso alveolar para posicionar a mandíbula para a frente. Por exemplo: Aparelho Twin Block, Activator, Bionator, etc. São ainda classificados em:

- Aparelho ativo: Estes aparelhos incluem parafusos ou molas que aplicam uma força intrínseca para mover os dentes na direção desejada. Por exemplo: Activator e Bionator com parafusos de expansão.

- Aparelho passivo: A conceção destes aparelhos não incorpora quaisquer parafusos ou molas geradores de força. Produzem efeitos de tratamento através do alongamento dos músculos e dos tecidos moles circundantes. Por exemplo: Aparelho Twin Block, Activator

3. Aparelhos híbridos:

Trata-se de aparelhos feitos à medida, concebidos através de uma combinação de diferentes componentes de aparelhos de origem dentária e de origem tecidular. São eficazes em casos de assimetrias mandibulares.

Outra classificação dos aparelhos funcionais baseia-se na forma como estes aparelhos são usados.[1]

1. Aparelho amovível:

Estes aparelhos podem ser facilmente colocados e retirados pelo próprio paciente.

2. Aparelhos fixos:

Estes aparelhos são cimentados na boca do paciente ou ligados ao conjunto de arcos em pacientes não complacentes.

HISTÓRIA E CONCEPÇÃO DE DIFERENTES FUNÇÕES APARELHOS:

O conceito de dispositivos de avanço mandibular remonta a 1879, quando Norman Kingsley,[42] um ortodontista americano, teve a ideia de saltar a mordida utilizando um plano inclinado anterior no seu aparelho. Este plano inclinado ajudava a manter a mandíbula na posição anterior.

Aparelho Monobloco:

No início do século XX, Pierre Robin, em França, desenvolveu um aparelho monobloco passivo removível.[45] Este aparelho foi concebido para o tratamento de recém-nascidos com mandíbula micrognática, para evitar a glossoptose e a obstrução das vias respiratórias devido à queda da língua para trás em pacientes com síndrome de Pierre Robin.[45]

Aparelho Ativador:

Em 1909, Viggo Andresen desenvolveu um novo dispositivo funcional, o "activator", que foi o aparelho mais amplamente aceite nos primeiros tempos.[46] Ele desenvolveu um aparelho semelhante ao retentor Hawley com um flange lingual inferior em forma de ferradura, concebido para avançar a mandíbula em vários milímetros e abrir a mordida em 3-4 mm. Um fio labial em forma de arco labial foi colocado nos dentes anteriores superiores juntamente com uma mola de caixão no centro da placa de acrílico perto do palato para conseguir a expansão da arcada. A desvantagem deste aparelho era o seu maior volume, que resultava em dificuldades na fala e no desconforto do paciente.

Foram efectuadas várias modificações no desenho original do aparelho de Andresen para reduzir o desconforto do paciente. As modificações incluem:[26,46]

1. Ativador aberto: Um aparelho com volume reduzido na zona linguoincisal.
2. Aparelho de placa dupla Schwarz: Placas superior e inferior unidas por arcos de arame.
3. Ativador elástico Stockfisch: Um aparelho com placas duplas e tubos de látex entre os compartimentos superior e inferior.
4. A modificação de Karwetzky: Um aparelho que consiste em placas superiores e inferiores unidas por um fio em forma de U perto da área do primeiro molar.

Aparelho Bionator:

A conceção do ativador foi posteriormente modificada por Balters, a fim de desenvolver um aparelho menos volumoso. Ele o chamou de aparelho "bionator".[26] Ele era composto por um flange lingual inferior em forma de ferradura, enquanto o aparelho da arcada superior tinha apenas extensões que cobriam a área lingual dos pré-molares e molares. Os componentes maxilar e mandibular foram unidos, mantendo a mandíbula na sua posição mais protrusiva. A posição das bochechas e dos lábios era controlada por uma barra palatina e um arco labial com extensões vestibulares.

Electrodomésticos Frankel:

Em 1966, Frankel e Frankel[47] criaram o seu desenho de aparelho funcional removível, que foi chamado de corretor funcional, regulador funcional, regulador Frankel ou aparelho de ginástica. O aparelho de Frankel utilizava o vestíbulo para os seus efeitos, tendo pouco ou nenhum contacto com a dentição. A maior parte do aparelho foi feita para manter as pressões anormais dos lábios, língua e bochecha longe da área de suporte dos dentes. O aparelho era composto por um arco labial anterior superior, escudos de acrílico no vestíbulo vestibular e almofadas no lábio inferior. O lado lingual do aparelho era composto por um fio estabilizador transpalatino, um arco lingual maxilar e uma placa lingual inferior. O flange lingual mandibular foi o único componente que entrou em contacto com a dentição inferior e foi útil para manter a relação protrusiva da mandíbula. O conceito por trás do desenvolvimento desse aparelho era minimizar os efeitos da pressão da musculatura perioral sobre os dentes e permitir a expansão passiva das arcadas maxilar e mandibular, a fim de alcançar a estabilidade do tratamento.[26] Frankel criou quatro tipos de aparelhos e descreveu diferentes indicações para cada um deles.

Electrodomésticos Herbst:

Os aparelhos funcionais concebidos na era inicial eram maioritariamente do tipo removível. Estes aparelhos resultavam numa fraca colaboração dos pacientes, com um aumento da taxa de perda do aparelho. Emily Herbst, em 1909, teve a ideia de criar um aparelho funcional fixo que designou por aparelho "Herbst" ou aparelho "fixo de salto de mordida".[26] Ele foi projetado para manter a mandíbula numa posição avançada e não dependia da colaboração do paciente para usar o aparelho. Funcionava principalmente com o mecanismo telescópico. Este mecanismo é composto pelas seguintes partes: um tubo, um êmbolo, dois pivôs e dois parafusos de bloqueio que ajudam a impedir que os componentes deslizem para além dos pivôs. Este aparelho rapidamente ganhou popularidade entre os clínicos, pois era um aparelho fixo que podia ser usado durante as fases de crescimento pós-adolescentes e não dependia do tempo de uso de um indivíduo.

Clark's Twin Block Appliance:
O aparelho twin block de Clark foi um dos primeiros aparelhos que podia ser utilizado tanto como removível como fixo. O desenho removível do aparelho pode ser ligeiramente modificado e utilizado como aparelho fixo.

Design de electrodomésticos:

O aparelho removível padrão consistia em placas acrílicas maxilares e mandibulares separadas. Os blocos de mordida em acrílico foram posicionados nas placas superior e inferior de forma a encaixarem-se num ângulo de 70°, o que redireccionou e reposicionou a mandíbula numa postura para baixo e para a frente aquando do fecho da boca. A placa acrílica maxilar consistia num parafuso de expansão situado perto da sutura palatina média, que era ativado para conseguir a expansão da arcada superior e para acomodar o maxilar inferior durante o avanço. A expansão foi conseguida dando um quarto de volta ao parafuso (1 quarto de volta = 0,25 mm de expansão) em dias alternados ou duas vezes por semana, dependendo da quantidade de expansão necessária num indivíduo.[26,48]

O desenho do aparelho fixo foi feito com ou sem a incorporação de bandas molares. Os primeiros molares foram ligados com bandas e grampos em C foram colados nos primeiros pré-molares. Os blocos de acrílico não foram colados diretamente aos dentes, o que facilitou a remoção do aparelho no final do tratamento.[49]

Outra modificação do desenho do aparelho fixo incorporou um bloco acrílico superior que se estendia distalmente desde os segundos pré-molares até aos segundos molares e tinha um bom contorno para se adaptar facilmente aos dentes. O bloco acrílico inferior cobria os primeiros e segundos pré-molares, com extensões de arame até os caninos e primeiros molares. Os blocos foram concebidos para se interligarem num ângulo de 45° para obter uma oclusão de Classe I. Não foram necessárias bandas, uma vez que os blocos de acrílico se encaixam diretamente nas superfícies linguais dos dentes.[49]

Vantagens do aparelho CTB:[26]

1. Rentável
2. Diminuição do volume do aparelho, aumentando o conforto do paciente
3. Fácil de fabricar no laboratório de prótese dentária
4. Boa adesão dos doentes
5. Fácil de inserir e remover, pelo que é fácil para o paciente
6. Manutenção correta e eficaz da higiene oral
7. Parafuso de expansão incorporado no aparelho para aliviar a mordida cruzada juntamente com o avanço mandibular
8. Alivia o apinhamento anterior superior ligeiro devido à expansão da arcada
9. Unidades superiores e inferiores independentes facilitam a fala e a mastigação

1.1 Melhoria das inclinações dos incisivos superiores devido à presença do arco labial anterior superior

11 Permite uma boa amplitude de movimento mandibular em todas as direcções

12 O aspeto facial melhora significativamente com a colocação do aparelho

13 Pode ser integrado com aparelhos fixos convencionais

14 As larguras das arcadas superior e inferior podem ser controladas e geridas de forma independente

15 O uso a tempo inteiro produz forças fisiológicas leves e contínuas que

proporcionam uma resposta máxima de crescimento no côndilo

Desvantagens do aparelho CTB:[26]

1. Trata-se de um aparelho amovível, pelo que a resposta ao tratamento depende da cooperação do paciente
2. Requer ativação faseada em casos com sobressaliência excessivamente aumentada
3. Deslocamento labial dos incisivos inferiores que afecta a estabilidade dos incisivos

Modificações de aparelhos:

Os primeiros blocos duplos foram concebidos com componentes específicos, tais como blocos de mordida acrílicos oclusais, grampo de Adams nos pré-molares superiores e inferiores e nos molares, arco labial nos incisivos superiores, grampos interdentários nos incisivos inferiores e um parafuso de expansão da linha média. Com o aumento da utilização do aparelho, vários componentes foram modificados de acordo com as necessidades do paciente. Estas modificações incluem:[26,50]

- Os fechos Adams foram substituídos por fechos delta para aumentar a retenção e reduzir o risco de quebra. Com os fechos delta, são necessários menos ajustamentos.
- Nos casos com dentição mista, foram incorporados grampos em C que podiam assentar diretamente nos dentes decíduos.
- Aparelho de Schwarz: Uma forma modificada do aparelho twin block que permite a expansão transversal das arcadas superior e inferior, para além do avanço mandibular.

- Aparelho sagital: Uma forma modificada do aparelho twin block que consiste num parafuso na região anterior superior para a proclinação dos dentes anteriores superiores.
- Blocos gémeos magnéticos: Um aparelho que incorpora ímanes que se atraem ou repelem.

FIGURA 3: APARELHO DE BLOCO DUPLO

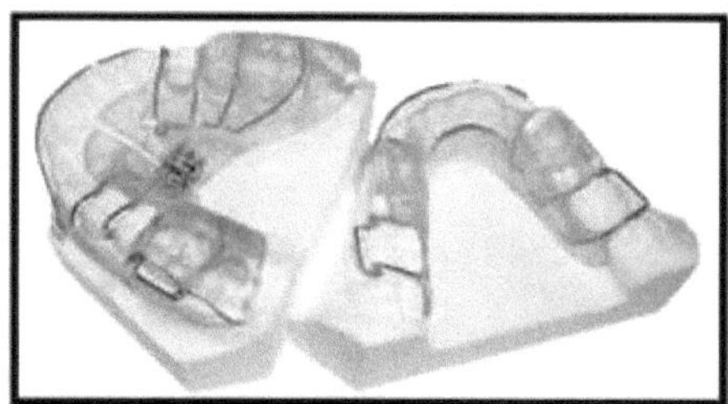

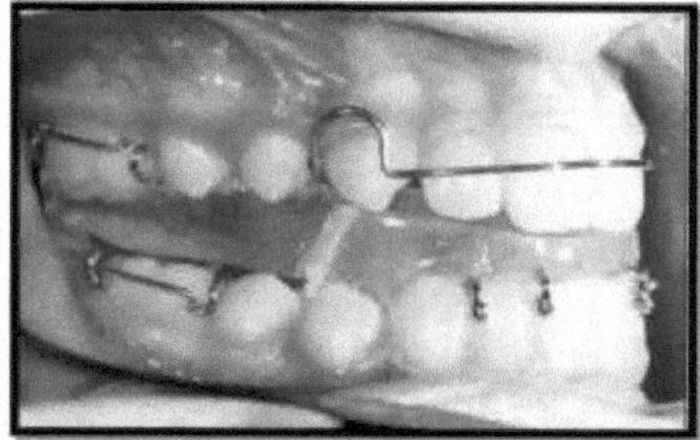

Removable Twin Block Design

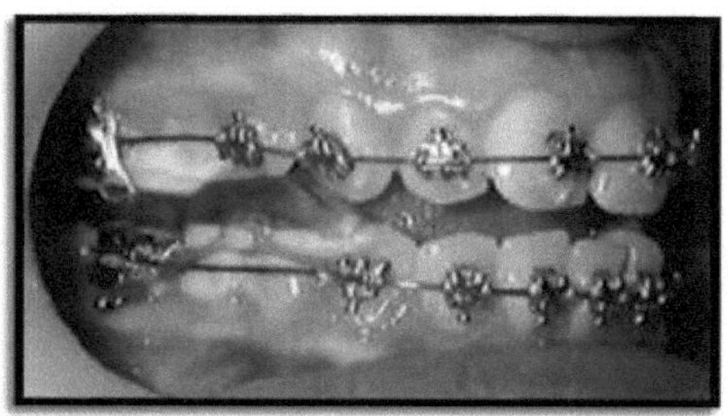

Fixed Twin Block Design

Etapas da terapia com aparelhos Twin Block:

O tratamento com o aparelho CTB envolve as seguintes fases, desde a colocação do aparelho até à manutenção dos efeitos do tratamento:

1. Fase pré-funcional:[19]

Esta fase ocorre antes da inserção do aparelho twin block. É indicada em casos com incisivos superiores retroinclinados, como pacientes com má oclusão de Classe II divisão 2 ou casos com incisivos laterais superiores extremamente lingualizados com overjet insuficiente para o avanço mandibular. Os parafusos ou molas activos são incorporados no aparelho maxilar ou é realizado um tratamento com aparelho fixo seccionado (terapia com aparelho 2 x 4) para proclinar os incisivos antes do tratamento ativo com o twin block.

2. Fase de registo da mordida:[19,26,51]

A mordida de construção é registada em função da liberdade de movimento mandibular. A mordida é registada com a colocação dos incisivos numa posição de borda a borda (aproximadamente 5-10 mm de ativação) e os segmentos vestibulares são separados interoclusivamente por 5-6 mm. Em pacientes com mais de 10 mm de sobressaliência, são geralmente recomendados avanços graduais. Em geral, o aparelho twin block não deve ser ativado em mais de 70% da trajetória protrusiva total da mandíbula num determinado momento. Avanços de 10 mm ou mais de 10 mm num só passo levam a dor severa nos músculos mastigatórios e na articulação temporo-mandibular, o que resulta numa fraca colaboração do paciente. Além disso, proporciona mais efeitos dentoalveolares em vez dos efeitos esqueléticos desejados.

3. Fase ativa:[26]

Durante esta fase, o avanço mandibular é alcançado ao máximo na direção sagital com a correção das relações entre molares, caninos e incisivos. Para além disso, as alturas verticais dos dentes são ajustadas através do corte sequencial dos blocos de mordida. Nesta fase, os pacientes são instruídos a manter a mandíbula numa posição avançada com os lábios fechados.[27] Esta fase dura normalmente 6 a 9 meses.

4. Fase de apoio:[26]

Um plano inclinado anterior superior é entregue ao paciente durante esta fase. O aparelho superior deve envolver totalmente os incisivos e caninos inferiores. O objetivo desta fase é manter a posição corrigida dos incisivos até ao estabelecimento da oclusão do segmento vestibular.[27]

5. Fase de aparelho fixo:[19]

Após a conclusão da terapia com o aparelho twin-block, é iniciada uma mecanoterapia fixa sem extração ou com extração, para posterior pormenorização e acabamento da oclusão.

6. Retenção:[19]

A mandíbula tende a voltar à sua posição original após o término do tratamento com aparelhos funcionais. Por isso, os clínicos preferem fornecer aos seus pacientes aparelhos de contenção ativa que incorporam um plano inclinado anterior para manter a mandíbula na sua posição desejada para a frente.

ACÇÃO PROTRUSIVA DE APARELHOS FUNCIONAIS:

Os aparelhos funcionais são uma modalidade de tratamento comum em indivíduos com má oclusão de Classe II esquelética. O modo de ação destes aparelhos ainda é discutível quanto a se produzem efeitos dentoalveolares puros ou se têm um componente de efeito esquelético ao estimularem o crescimento do côndilo mandibular. O objetivo do tratamento de uma má oclusão esquelética de Classe II numa criança em crescimento é promover o crescimento mandibular no côndilo.

Charlier, Petrovic e Herrmann-Stutzmann[52] foram os primeiros investigadores que propuseram o conceito de crescimento mandibular efetivo com aparelhos de avanço mandibular. Aplicaram um aparelho de hiperpropulsão a ratos e compararam os resultados com controlos que não receberam o aparelho. Após quatro semanas, os ratos foram sacrificados e os côndilos foram removidos para análise do crescimento. Concluíram que o crescimento do côndilo mandibular se deveu à distração do côndilo para fora da fossa glenoide, com a consequente estimulação das células da camada pré-condroblástica da cartilagem condilar. A diminuição da pressão na cartilagem condilar e a quantidade de deposição óssea na borda póstero-inferior da mandíbula causaram a quantidade resultante de crescimento no côndilo.

Elgoyhen et al[53] , num estudo com macacos Rhesus, utilizaram aparelhos de ouro fundido para a propulsão mandibular. O aparelho posicionou a mandíbula para a frente em 2, 4 ou 6 mm. Após um período de 5 meses, as mandíbulas dos macacos exibiram prognatismo mandibular com uma relação esquelética de Classe III. Elgoyhen et al[53] sugeriram que a mudança na posição mandibular se deveu a uma alteração pronunciada em todo o complexo craniofacial e não na área condilar localizada. Foi observado um aumento significativo no crescimento do côndilo, juntamente com uma alteração no vetor de crescimento maxilar e na adaptação dentoalveolar.

McNamara[54] investigou as adaptações músculo-esqueléticas em 100 pacientes tratados com um aparelho de avanço mandibular e comparou-as com um grupo de indivíduos Classe II não tratados. Foram observadas alterações no crescimento da maxila, da mandíbula e do complexo dentoalveolar. A mandíbula foi avançada em 3 mm, tanto na direção horizontal como na vertical. Verificou-se uma ligeira retrusão das estruturas maxilares, especialmente no ponto A. Os incisivos superiores estavam inclinados lingualmente, os molares superiores mostravam um deslocamento restrito para a frente, enquanto o movimento vertical dos molares inferiores estava aumentado. Postularam que as alterações esqueléticas e neuromusculares combinadas que ocorriam no ambiente oral alteravam a posição mandibular, aumentando a atividade dos músculos mastigatórios.

A VIA AÉREA FARÍNGEA:

A faringe é uma passagem tubular constituída por músculos lisos, limitada superiormente pelo pavimento da base do crânio, enquanto inferiormente continua na passagem estreita do esófago. Posteriormente, é delimitada pela superfície anterior das seis primeiras vértebras cervicais.[55] A parede anterior da faringe é incompleta, uma vez que se liga às cavidades nasal e oral. A parte inferior da faringe entra na laringe, que é designada por "caixa vocal". A faringe é dividida arbitrariamente em três partes: a nasofaringe, a orofaringe e a laringofaringe, que comunicam com as cavidades nasal, oral e laríngea, respetivamente.[56]

A nasofaringe estende-se desde a base do crânio até ao palato mole. Anteriormente, comunica com as coanas nasais, enquanto na parede lateral tem uma abertura para a tuba auditiva. Na parede posterior, existe uma massa de tecido linfoide denominada "amígdala faríngea". O assoalho da nasofaringe é incompleto, com aberturas chamadas "istmo faríngeo" para as cavidades oral e nasal.[55]

A orofaringe estende-se desde a úvula até à porção superior do osso hioide. Anteriormente, comunica com a cavidade oral e é constituída pela base da língua, enquanto, posteriormente, é delimitada pelos corpos da segunda, terceira e quarta vértebras cervicais. A parede lateral é formada pelas amígdalas e pela fossa tonsilar, enquanto a parede superior é formada pelo pavimento do palato mole e pela úvula.[57]

A laringofaringe é a parte caudal da faringe e é a continuação do esófago ao nível da sexta vértebra. O teto da laringofaringe situa-se ao nível do osso hioide. A parede lateral é constituída por músculos e tecidos moles que também estão ligados ao osso hioide.[55]

AS DIMENSÕES DA VIA AÉREA FARÍNGEA EM CRIANÇAS DA CLASSE II:

Uma revisão completa da literatura mostrou que vários estudos foram realizados para avaliar as larguras da faringe em indivíduos com diferentes classes esqueléticas. Num estudo realizado por Grauer et al[58] em 2009, as imagens tridimensionais da tomografia computorizada de feixe cónico (CBCT) foram utilizadas para avaliar a relação da posição da mandíbula maxilomandibular com o tamanho e o volume da via aérea faríngea. Um total de 62 indivíduos foram agrupados em três classes, cada uma com base nas suas relações maxilares antero-posteriores e padrões faciais verticais. Não foram observadas diferenças na morfologia da via aérea entre os três grupos faciais verticais. Por outro lado, o grupo da Classe II esquelética apresentava um volume reduzido da via aérea faríngea e uma via aérea estreita quando vista no plano coronal. Em 2010, foi realizado um estudo local numa amostra de 65 indivíduos com Classe II esquelética que foram divididos quase igualmente em dois grupos faciais verticais (ângulo alto e ângulo baixo). Os resultados do estudo indicaram dimensões faríngeas superiores e inferiores significativamente mais estreitas em indivíduos com padrão esquelético de Classe II com tendência para o ângulo alto.[59] Um estudo semelhante com uma amostra maior da população paquistanesa foi efectuado por Memon et al[10] , que avaliaram as dimensões das vias respiratórias em cefalogramas laterais de 360 indivíduos com idades compreendidas entre os 14 e os 20 anos. Dividiram os indivíduos igualmente em grupos de Classe I esquelética e Classe II esquelética na dimensão sagital e grupos normodivergentes, hipodivergentes e hiperdivergentes na dimensão vertical. Concluíram que o grupo hiperdivergente e os grupos com má oclusão de Classe I e Classe II esquelética apresentavam largura da faringe superior estreita e afilada.

El e Palomo[60] usaram exames de TCFC para analisar o volume das vias aéreas para diferentes padrões esqueléticos. Uma amostra de 140 pacientes foi dividida quase igualmente em três grupos, ou seja, Classe I, Classe II e Classe III, com base no ângulo ANB, que informa a relação da maxila e da mandíbula com a base do crânio. Os autores concluíram que os volumes nasofaríngeo e orofaríngeo estavam significativamente reduzidos nos indivíduos com má oclusão esquelética de Classe II em comparação com os grupos de má oclusão de Classe I e Classe II. Também observaram que a maior redução na dimensão das vias aéreas foi encontrada em indivíduos com Classe II com mandíbula retrognata, em contraste com aqueles com maxila prognata.

Outro estudo foi realizado em 2010 por Kim et al[61] usando imagens de TCFC para avaliar o tamanho tridimensional, a morfologia e o volume da via aérea faríngea. A morfologia das vias aéreas de crianças com mandíbula posicionada para trás foi comparada com aquelas com relação maxilomandibular normal. Foi observada uma diferença significativa nas dimensões das vias aéreas entre os dois grupos. Uma largura reduzida das vias aéreas foi observada em crianças com mandíbula posicionada para trás em comparação com aquelas com mandíbulas superiores e inferiores posicionadas normalmente. No entanto, não foram observadas diferenças estatisticamente significativas na área ou volume da faringe entre os dois padrões esqueléticos.

Recentemente, foi realizado um estudo de investigação na Amrita School of Dentistry, na Índia, utilizando a tomografia computorizada do sistema nervoso periférico (PNS-CT) para avaliar os limites das vias respiratórias da faringe.[62] Uma pequena amostra de 30 indivíduos foi dividida igualmente em grupos de Classe I e Classe II com base na relação anteroposterior da maxila e da mandíbula. Os seus resultados sugeriram uma correlação positiva entre o tamanho da via aérea e o padrão esquelético de um indivíduo. Foram observadas dimensões diminuídas das vias aéreas em indivíduos com maior gravidade da má oclusão esquelética de Classe II.[62]

APARELHOS FUNCIONAIS E VIAS RESPIRATÓRIAS:

As vias aéreas faríngeas estreitas são a razão pela qual as pessoas passam a respirar pela boca, o que afecta o desenvolvimento craniofacial de um indivíduo.[63] As vias aéreas estreitas ou bloqueadas podem dever-se a várias razões, como desvio do septo nasal, hipertrofia das amígdalas, hipertrofia das adenóides, sinusite crónica, etc. Para além das causas nasais de obstrução das vias respiratórias acima mencionadas, a redução do fluxo de ar também pode ocorrer devido a causas orais, como arcos maxilares estreitos, língua posicionada posteriormente, palato mole hipertrófico ou uma mandíbula micrognática e retrognática.[5-10] Na "síndrome da face longa" ou "síndrome da adenoide" ocorre uma mudança para a respiração oral, o que resulta num aumento do ângulo crânio-cervical, na rotação da mandíbula para baixo e para trás e no aumento da altura facial anterior.[2] A deficiência mandibular grave tem sido associada a dimensões orofaríngeas reduzidas, com redução do espaço entre o corpo mandibular e a coluna cervical, levando a disfunção respiratória. Os dispositivos de avanço mandibular ou aparelhos funcionais têm sido usados há muito tempo para tratar pacientes com apneia obstrutiva do sono e vários estudos têm sido relatados na literatura para avaliar os efeitos desses aparelhos nas dimensões das vias aéreas.[6,7]

Em 2008, Hanggi et al[2] 1 compararam os volumes faríngeos de 32 crianças (16 do sexo masculino e 16 do sexo feminino) com má oclusão de Classe II, tratadas com aparelho extrabucal ativador, com controles que receberam apenas tratamento ortodôntico menor. Os autores utilizaram cefalogramas laterais pré-tratamento, pós-tratamento e pós-contenção para analisar o volume faríngeo. Concluíram que houve aumento do comprimento da faringe e da área faríngea apenas no grupo experimental, ao contrário do grupo controle.

Restrepo et al[64] , em seu estudo de 2011, analisaram as dimensões das vias aéreas de crianças Classe II com mandíbulas posicionadas para trás, tratadas com o aparelho funcional klammt ou bionator II. Cefalogramas laterais de 50 indivíduos foram avaliados em dois intervalos diferentes, ou seja, antes do início do tratamento e após a remoção do aparelho. Os autores observaram um aumento notável nas dimensões da via aérea próximo às adenóides e na área da nasofaringe. Outro estudo foi realizado para avaliar os efeitos do aparelho twin block em pacientes com Síndrome da Apnéia e Hipopnéia Obstrutiva do Sono (SAHOS). O aparelho twin block foi eficaz em mover a mandíbula para frente e para baixo em 7,1 mm e 7,5 mm, respetivamente, e reduziu o Índice de Apneia-Hipopneia (IAH) de 44,9 para 10,9. A quantidade de abertura vertical e protrusão horizontal da mandíbula com o aparelho funcional contribuiu para a mudança geral na profundidade da hipofaringe.[65]

Jena et al[14] compararam os efeitos do aparelho twin block e do aparelho de protracção mandibular - IV (MPA-IV) nas vias aéreas faríngeas de crianças com mandíbula retrognática. Os cefalogramas laterais foram registados antes do início do tratamento e após a conclusão do mesmo. Os resultados mostraram que a profundidade da orofaringe aumentou significativamente com o aparelho twin block em comparação com os outros aparelhos funcionais.

Em 2012, foi realizado um estudo em 46 indivíduos com mandíbula retrognática e apneia obstrutiva do sono tratados com aparelho twin block. Os autores relataram uma melhoria notável no perfil facial do paciente, juntamente com um aumento no espaço da via aérea faríngea superior e no espaço da via aérea faríngea média.[20]

RELAÇÃO ENTRE A ORTODONTIA E AS DIMENSÕES DAS VIAS RESPIRATÓRIAS

A ortodontia é um ramo da ciência que se ocupa do diagnóstico científico e da avaliação subjectiva da estética facial. O plano de tratamento é formulado tendo em consideração múltiplos factores dentários, esqueléticos e dos tecidos moles. Uma opção de tratamento discutível na maioria dos pacientes é a decisão entre o tratamento com extração e sem extração, uma vez que a remoção do dente tem um grande impacto na má oclusão dentária, bem como no perfil facial. Um fator muito importante que passa despercebido aos clínicos durante o planeamento do tratamento é o efeito que as decisões de tratamento ortodôntico têm no tamanho do volume faríngeo. Com o avanço das tecnologias de imagem dentária e a mudança na abordagem de diagnóstico e tratamento dos ortodontistas, muitos ortodontistas incluíram a análise do tamanho da faringe como parte do procedimento de diagnóstico de rotina. Estes clínicos acreditam que o tratamento ortodôntico afecta significativamente as dimensões das vias respiratórias, quer positiva quer negativamente.[68] As extracções e os procedimentos cirúrgicos, tais como os recuos maxilares e mandibulares, invadem o espaço aéreo, resultando em disfunção respiratória. A redução do espaço aéreo pode levar a potenciais problemas como dores de cabeça, insónias, distúrbios emocionais e, acima de tudo, a AOS. Procedimentos como o avanço mandibular com aparelhos ortopédicos ou intervenção cirúrgica podem ter um impacto positivo no alívio da dificuldade respiratória.[69,70]

APNEIA OBSTRUTIVA DO SONO:

O aumento da prevalência da AOS na nossa sociedade está a tornar-se uma preocupação para os otorrinolaringologistas e ortodontistas. Cerca de 2% da população feminina e 4% da população masculina na meia-idade sofrem de AOS e a taxa de prevalência aumenta para cerca de 7% nas populações asiáticas.[71,72] A AOS pode ter efeitos significativos na qualidade de vida global dos indivíduos afectados. Os sinais e sintomas comuns da AOS incluem: sonolência diurna, falta de concentração, tonturas, dores de cabeça frequentes, ressonar alto, episódios de apneia e hipopneia, despertares abruptos do sono devido a falta de ar, boca seca ou dor de garganta, irritabilidade do humor, depressão, insónia, circunferência do pescoço grande e mandíbula curta. Além disso, verificou-se que a AOS está associada a um risco acrescido de hipertensão e de doenças isquémicas do coração.[73]

Se o tratamento ortodôntico puder afetar positivamente as dimensões da faringe, então os ortodontistas poderão desempenhar um papel significativo como parte da equipa multidisciplinar no tratamento de pacientes com dificuldades respiratórias. Tendo isso em consideração, o nosso estudo foi concebido para avaliar os efeitos dos dispositivos de avanço mandibular (aparelhos funcionais) como o CTB nas dimensões da via aérea faríngea. A fim de determinar os efeitos exclusivos do aparelho CTB, os aparelhos ortodônticos fixos não foram colocados durante as fases de tratamento ativo do CTB e telerradiografias laterais foram feitas imediatamente após a remoção do aparelho CTB.

EFEITOS NO ESPAÇO FARÍNGEO SUPERIOR:

De acordo com o presente estudo, o aparelho CTB foi eficaz no aumento da largura da faringe superior. Esses resultados estão em concordância com vários outros estudos,[14,74] . Entretanto, poucos estudos relataram um leve aumento nas medidas do espaço faríngeo superior.[22,75] Um estudo conduzido por Han et al.[76] observou um aumento de 2mm em crianças em crescimento com má oclusão de Classe II tratadas com aparelho bionator, enquanto que, em nosso estudo, uma mudança média de 1,09mm foi encontrada no espaço da via aérea superior em indivíduos submetidos ao tratamento com CTB. Um estudo semelhante foi realizado por Ali et al.[77] em crianças com má oclusão de Classe II esquelética tratadas com CTB seguido de um tratamento com aparelho fixo sem extração. Eles avaliaram três telerradiografias laterais antes do início do tratamento, após a remoção do aparelho e após a conclusão do tratamento ortodôntico fixo e observaram um aumento altamente significativo no espaço faríngeo superior, que permaneceu estável após a conclusão do tratamento com aparelho ortodôntico fixo. Estudos realizados por diferentes autores, utilizando o aparelho CTB ou o aparelho CTB e MPA-IV, também observaram aumentos significativos no espaço faríngeo superior, o que mostra que quase todos os aparelhos de avanço mandibular têm um impacto positivo no espaço faríngeo superior.[14,16] Um estudo longitudinal foi realizado por Hanggi e co-autores[21] , que avaliaram o efeito do aparelho ativador combinado com o aparelho extrabucal nas dimensões da faringe antes do tratamento, após a conclusão do tratamento e quase 4-5 anos após o tratamento. De acordo com eles, a via aérea superior, ou seja, a distância entre o palato mole e a parede posterior da faringe, melhorou em 1,51 mm, o que foi quase semelhante à melhoria de 1,09 mm observada em nosso estudo. É importante ressaltar que esse aumento substancial no espaço faríngeo foi mantido a longo prazo, ou seja, até uma idade média de 22 anos. Kirjavainen et al[17] , em seu estudo, utilizaram telerradiografias laterais pré-tratamento e pós-tratamento de 40 indivíduos com má oclusão de Classe II divisão 1 tratados com aparelho extrabucal de tração cervical e não encontraram alargamento no espaço faríngeo superior. A disparidade nos resultados pode ser devida a diferenças raciais ou étnicas ou ao uso do aparelho extrabucal, que age principalmente restringindo o crescimento da maxila e tem um efeito indireto na estimulação do crescimento da mandíbula para frente.

É surpreendente notar que os resultados observados em nosso estudo e na maioria dos estudos citados na literatura mostram uma melhora acentuada nas dimensões superiores da faringe, embora a CTB tenha como objetivo principal a correção da posição mandibular no sentido anteroposterior. A expansão da arcada superior obtida com a CTB, juntamente com o posicionamento anterior da mandíbula, pode auxiliar no reposicionamento da língua e aumentar o espaço posterior da língua. Além disso, o estiramento dos músculos supra-hióideos e infra-hióideos ajuda a deslocar a posição do osso hioide, o que também resulta num aumento da largura da via aérea. Por outro lado, o alongamento da musculatura oro-facial durante a protrusão mandibular pode promover o crescimento mandibular remanescente de um indivíduo, aumentando ainda mais as dimensões da via aérea faríngea.

EFEITOS NO ESPAÇO FARÍNGEO MÉDIO E INFERIOR:

No presente estudo, não observamos nenhuma alteração significativa no espaço faríngeo médio, enquanto notamos um aumento na dimensão do espaço faríngeo inferior. Nossos resultados estão de acordo com um estudo realizado por Erbas e Kocadereli[78] em exames de TCFC de uma amostra de 25 pacientes Classe II que utilizavam o aparelho Xbow. Ozbek et al.[16] relataram um aumento de 2,28mm e 1,87mm no espaço faríngeo médio e inferior, respetivamente. Além disso, alguns outros estudos observaram um aumento apenas no espaço faríngeo inferior.[22] O presente estudo relatou uma alteração significativa no espaço faríngeo inferior, mas foi observada apenas uma ligeira melhoria de 0,58 mm. Em contraste, os estudos conduzidos por Jena et al[14] e Han et al[76] que avaliaram os efeitos do bloqueio duplo, MPA-IV e bionator não encontraram nenhuma mudança percetível nas dimensões da faringe média e inferior. A heterogeneidade dos resultados pode ser devida à diferença no tamanho da amostra da população-alvo ou à variação no tipo de aparelho ou no método de uso do aparelho.

EFEITO DO GÉNERO NOS ESPAÇOS FARÍNGEOS:

Quando os dados foram estratificados para avaliar o dimorfismo de género, os espaços superior, médio e inferior da faringe melhoraram significativamente no sexo masculino. Em contraste, não foram encontradas alterações significativas nas dimensões das vias aéreas nas mulheres. Os nossos resultados diferem dos relatados por Ali et al,[77] Han et al,[76] Abu Allhaija e Al-Khateeb[79] , que não encontraram preconceitos de género nas larguras da faringe entre homens e mulheres. Uma grande quantidade de estudos não relatou o efeito do sexo na dimensão das vias aéreas, portanto, mais pesquisas são necessárias para avaliar se algum aparelho funcional específico causa melhoria na morfologia das vias aéreas de homens ou mulheres. O nosso estudo sugere um aumento geral notável na largura das vias aéreas nos homens.

EFEITO DA IDADE NAS DIMENSÕES DA FARINGE:

O presente estudo destaca o efeito da terapia CTB realizada em diferentes faixas etárias. É interessante notar que a intervenção com o aparelho feita durante a idade de 9-11 anos não produziu nenhuma mudança significativa nas larguras das vias aéreas, no entanto, o tratamento iniciado após a idade de 11 anos mostrou melhora substancial no espaço faríngeo superior, médio e inferior. Que seja do nosso conhecimento, nenhum dos outros estudos relatou os efeitos de diferentes faixas etárias nas dimensões da faringe. A revisão da literatura sugere que a idade ideal para iniciar o tratamento com CTB é quando a criança está no período pré-puberal ou no pico de crescimento puberal. De acordo com Baccetti et al,[80] este período de pico de crescimento é geralmente identificado pelo estado de maturidade esquelética de um indivíduo que é confirmado pela mudança no tamanho e forma das vértebras cervicais em telerradiografias laterais. O momento ideal para o tratamento com aparelhos funcionais é no terceiro ou quarto estágio cervical (CS3/CS4), que quase corresponde ao período de crescimento acelerado.[80,81] No presente estudo, a diferença de efeitos encontrada em idades inferiores e superiores a 11 anos significa que a maior parte da nossa amostra que se enquadra na faixa etária de 11-14 anos deve estar no pico do seu período de crescimento, ou seja, nos estágios CS3 e CS4, portanto, uma maior resposta ao tratamento foi obtida com CTB nessa faixa etária. Tentou-se eliminar os factores de confusão no nosso estudo, incluindo uma amostra quase igual para homens e mulheres e estratificando a base de dados com base no género e nos grupos etários. Além disso, utilizámos o aparelho CTB no nosso estudo, que é considerado como um "padrão de ouro" em relação ao qual foram testados outros aparelhos.[82] A maior versatilidade, o âmbito de modificação, a adesão do paciente e a facilidade de fabrico e reparação fazem dele o aparelho mais popular e amplamente utilizado por todos os clínicos.[19]

Um fator que não pôde ser controlado no nosso estudo foi a indisponibilidade de um grupo de controlo. Devido à ausência de um grupo de controlo, a influência do crescimento normal na dimensão faríngea não pôde ser avaliada. A ausência de um grupo de controlo no nosso estudo deveu-se a razões éticas. Os autores, em diferentes estudos, utilizaram vários tipos de grupos de controlo, tais como indivíduos com má oclusão de Classe I,[83,84] indivíduos não tratados de Classe II divisão 1,[85,86] indivíduos que foram submetidos a uma avaliação diagnóstica inicial para tratamento ortodôntico , mas que se recusaram a submeter-se ao tratamento por razões pessoais[87] ou publicaram dados de estudos de crescimento Bolton-Brush sobre as normas da sua população.[76,88] As larguras pré-tratamento diferem entre os indivíduos da Classe I e da Classe II, pelo que não foi possível criar um grupo de controlo com esta amostra.[10,58,59] As normas do estudo de Bolton-Brush ou do estudo de crescimento de Burlington não puderam ser incluídas no nosso estudo devido à diferença na população-alvo, pelo que as suas normas populacionais não podem ser aplicadas numa amostra da população paquistanesa. Por outro lado, a introdução de radiação adicional em indivíduos que não estavam dispostos a receber tratamento ortodôntico para fins de pesquisa aumenta ainda mais as preocupações éticas. Por conseguinte, não foi possível comparar os resultados do nosso estudo com um controlo equivalente para evitar o fator de confusão do crescimento normal.Com base nos resultados do nosso estudo e dos estudos acima mencionados, é evidente que a posição retrognática da mandíbula está positivamente correlacionada com dimensões estreitas da faringe. Os resultados do nosso estudo confirmam que o aparelho CTB tem o potencial de alterar a largura do espaço faríngeo, principalmente o espaço faríngeo superior, através do posicionamento da mandíbula para frente, melhorando a área retroglossal e aumentando a distância entre o palato mole e a parede faríngea. Os resultados não implicam que o aparelho CTB possa tratar a disfunção respiratória de um indivíduo, uma vez que a respiração é um fenómeno complexo e existem múltiplos factores etiológicos que desempenham um papel importante num indivíduo que apresenta falta de ar. No entanto, este aparelho pode ser utilizado como terapia conjunta com a pressão de ar positiva contínua (CPAP) e outras modalidades de tratamento para corrigir as vias aéreas obstruídas e estreitas dos pacientes com AOS.

REFERÊNCIAS

1. Proffit WR, Fields HW, Sarver DM. Ortodontia Contemporânea. 5a ed. St. Louis: Mosby Elsevier; 2007.

2. Bishara SE. Maloclusões de Classe II: considerações clínicas e de diagnóstico com e sem tratamento. Semin Orthod. 2006;12:11-24.

3. Sakrani H, Hussain SS, Ansari O, Hanif M. Prevalência de má oclusão em pacientes que se apresentam numa consulta de ortodontia de um hospital terciário. Pak Orthod J. 2010;2:8-13.

4. Waheed-ul-Hamid, Asad S. Prevalência dos componentes esqueléticos da má oclusão utilizando a análise cefalométrica composta. Pak Oral Dent J. 2003;23:137-44.

5. Rosenberger HC. Crescimento e desenvolvimento da área naso-respiratória na infância. Ann Otol Rhin and Laryngol. 1934;43:495-522.

6. Linder-Aronson S, Leighton BC. Um estudo longitudinal do desenvolvimento da parede posterior da nasofaringe entre os 3 e os 16 anos de idade. Eur J Orthod. 1983;5:47-58.

7. Ceylan I, Oktay H. Um estudo sobre o tamanho da faringe em diferentes padrões esqueléticos. Am J Orthod Dentofacial Orthop. 1995;108:69-75.

8. Lowe AA, Fleetham JA, Adachi S, Ryan CF. Preditores cefalométricos e tomográficos computorizados da gravidade da apneia obstrutiva do sono. Am J Orthod Dentofacial Orthop. 1995;107:589-95.

9. Lowe AA, Ozbek MM, Miyamoto K, Pae EK, Fleetham JA. Caraterísticas cefalométricas e demográficas da apneia obstrutiva do sono: uma avaliação com análise de mínimos quadrados parciais. Angle Orthod. 1997;67:143-53.

10. Memon S, Fida M, Shaikh A. Comparação de diferentes padrões craniofaciais com a largura da faringe. J Coll Physicians Surg Pak. 2012;22:302-6.

11. Arens R, Marcus CL. Fisiopatologia da obstrução das vias aéreas superiores: uma perspetiva de desenvolvimento. Sleep. 2004;27:997-1019.

12. Figueroa AA, Glupker TJ, Fitz MG, BeGole EA. Mandíbula, língua e vias aéreas na sequência de Pierre Robin: um estudo cefalométrico longitudinal. Cleft Palate Craniofac J. 1991;28:425-34.

13. Franchi L, Pavoni C, Faltin K Jr, McNamara JA Jr, Cozza P. Efeitos esqueléticos e dentários a longo prazo e calendário de tratamento para aparelhos funcionais na má oclusão de Classe II. Angle Orthod. 2013;83:334-40.

14. Jena AK, Singh SP, Utreja AK. Eficácia do aparelho twin-block e do aparelho de protracção mandibular-IV na melhoria das dimensões da passagem da via aérea faríngea em indivíduos com má oclusão de Classe II e mandíbula retrognática. Angle Orthod. 2013;83:728-34.

15. Bishara SE, Ziaja RR. Aparelhos funcionais: uma revisão. Am J Orthod Dentofacial Orthop. 1989;95:250-8.

16. Ozbek MM, Memikoglu TU, Gögen H, Lowe AA, Baspinar E. Dimensões das vias aéreas orofaríngeas e tratamento ortopédico funcional em casos de Classe II esquelética. Angle Orthod. 1998;68:327-36.

17. Kirjavainen M, Kirjavainen T. Dimensões das vias aéreas superiores na má oclusão de Classe II. Efeitos do tratamento com aparelhos extrabucais. Angle Orthod. 2007;77:1046-53.

18. Lin YC, Lin HC, Tsai HH. Alterações na via aérea faríngea e na posição do osso hioide após tratamento com um bionator modificado em pacientes em crescimento com

retrognatismo. J Exp Clin Med. 2011;3:93-8.

19. Gill D, Sharma A, Naini F, Jones S. O aparelho twin block para a correção da má oclusão de Classe II. Dent Update. 2005;32:158-60.

20. Zhang C, He H, Ngan P. Efeitos do aparelho twin block na apneia obstrutiva do sono em crianças: um estudo preliminar. Sleep Breath. 2013;17:1309-14.

21. Hanggi MP, Teuscher UM, Roos M, Peltomaki TA. Alterações a longo prazo nas dimensões das vias aéreas faríngeas após tratamento com aparelho extra-bucal ativador e aparelho fixo. Eur J Orthod. 2008;30:598-605.

22. Vinoth SK, Thomas AV, Nethravathy R. Alterações cefalométricas nas dimensões das vias aéreas com terapia de bloqueio duplo em pacientes de classe II em crescimento. J Pharm Bioallied Sci. 2013;5:S25-9.

23. Steiner CC. Cefalometria para si e para mim. Am J Orthod. 1953;39:729-55.

24. Gul-e-Erum, Fida M. Pattern of malocclusion in orthodontic patients: a hospital based study. J Ayub Med Coll Abbott. 2008;20:43-7.

25. Ijaz A. A cephalometric study to identify classification of malocclusion in patients attending orthodontic unit of the dental section at CH & ICH Lahore. J Pak Dent Assoc. 2004;13:130-8.

26. Graber TM, Rakosi T, Petrovic AG. Ortopedia Dentofacial com Aparelhos Funcionais. 2ª ed. St. Louis: Mosby; 1997.

27. Proffit WR, Tulloch JF. Problemas de Classe II na pré-adolescência: tratar

agora ou esperar? Am J Orthod Dentofacial Orthop. 2002;121:560-2.

28. Fisk GV, Culbert MR, Grainger RM, Hemrend B, Moyers R. A morfologia e a fisiologia da distoclusão. Um resumo dos nossos conhecimentos actuais. Am J Orthod. 1953;39:3-12.

29. Moyers RE, Riolo ML, Guire KE, Wainright RL, Bookstein FL. Diagnóstico diferencial das más oclusões de classe II. Parte 1. Tipos faciais associados às más oclusões de classe II. Am J Orthod. 1980;78:477-94.

30. Aslam A, Naeem A, Jan H, Bukhari GA, Abbas Q, Amjad M. Prevalência de más oclusões de classe II numa amostra paquistanesa - um estudo. Pak Oral Dent J. 2010;30:96-100.

31. Cruz RM, Krieger H, Ferreira R, Mah J, Hartsfield J Jr, Oliveira S. Herança genética e multifatorial do prognatismo mandibular. Am J Med Genet A. 2008;146:71-7.

32. Ellsworth DL, Manolio TA. A importância emergente da genética na investigação epidemiológica II. Questões de conceção de estudos e mapeamento de genes. Ann Epidemiol. 1999;9:75-90.

33. Corruccini RS, Potter RH. Análise genética da variação oclusal em gémeos. Am J Orthod. 1980;78:140-54.

34. Harris EF, Johnson MG. Hereditariedade de variáveis craniométricas e oclusais: uma análise longitudinal de irmãos. Am J Orthod Dentofacial Orthop. 1991;99:258-68.

35. Lundstrom A. Nature versus nurture in dento-facial variation. Eur J Orthod. 1984;6:77-91.

36. Nakasima A, Ichinose M, Nakata S, Takahama Y. Factores hereditários na morfologia craniofacial das más oclusões de Classe II e Classe III de Angle. Am J Orthod. 1982;82:150-6.

37. Shaughnessy T, Shire LH. Etiologia das más oclusões de Classe II. Pediatr Dent. 1988;10:336-8.

38. Ionescu E, Teodorescu E, Badarau A, Grigore R, Popa M. Prevention perspective in orthodontics and dento-facial orthopedics. J Med Life. 2008;1:397-402.

39. McNamara JA. Influência do padrão respiratório no crescimento craniofacial. Angle Orthod. 1981;51:269-300.

40. Harvold EP, Tomer BS, Vargervik K, Chierici G. Experiências com primatas sobre respiração oral. Am J Orthod. 1981;79:359-72.

41. PM S. Tratamento da má oclusão de Classe II. Em: Bishara SE, editor. Philadelphia: WB Saunders Co; 2001.

42. Kingsley NW. Treatise on oral deformities as a branch of mechanical surgery. Newyork: Appleton and Lange; 1880.

43. Tweed CH. Indicações para a extração de dentes em procedimentos ortodônticos. Am J Orthod Oral Surg. 1944;42:22-45.

44. Eliades T, Hegdvedt AK, Larsen PE, Herpy AK. Tratamento da má oclusão de Classe II divisão 2 com osteotomia sagital dividida bilateral combinada e osteotomia subapical total. Int J Adult Orthodon Orthognath Surg. 1994;9:213-22.

45. Graber TM, Vanarsdall RL, Vig KL, editores. Orthodontics: current principles and techniques. St. Louis: Mosby; 2005.

46. Wahl N. A ortodontia em 3 milénios. Capítulo 9: aparelhos funcionais até

meados do século. Am J Orthod Dentofaical Orthop. 2006;129:829-33.

47. Frankel R, Frankel C. Ortopedia orofacial com o regulador de função. Nova Iorque: Karger; 1989.

48. Clark WJ. A técnica de tração em bloco duplo. Eur J Orthod. 1982;4:129-38.

49. Clark W. Conceção e gestão de blocos gémeos: reflexões após 30 anos de utilização clínica. J Orthod. 2010;37:209-16.

50. Clark WJ. Twin block functional therapy: application in dentofacial orthopedic. London: Mosby-Wolfe; 1995.

51. Haynes S. Um estudo cefalométrico das alterações mandibulares no tratamento com o regulador de função modificado (Frankel). Am J Orthod Dentofacial Orthop. 1986;90:308-20.

52. Charlier JP, Petrovic A, Herrmann-Stutzmann J. Efeitos da hiperpropulsão mandibular na zona pré-condroblástica do côndilo do rato jovem. Am J Orthod. 1969;55:71-4.

53. Elgoyhen JC, Moyers RE, McNamara JA Jr, Riolo ML. Adaptação craniofacial à função protrusiva em macacos rhesus juvenis. Am J Orthod. 1972;62:469-80.

54. McNamara JA Jr. Adaptações neuromusculares e esqueléticas à alteração da função na região orofacial. Am J Orthod. 1973;64:578-606.

55. Morris H. A faringe. In: Schaeffer JP, editor. Morris' human anatomy: a complete systematic treatise. New York: The Blackstone Company; 1953. p. 1323-332.

56. Sicher H. A faringe. In: Sicher H, editor. Oral Anatomy. St. Louis: CV Mosby; 1952. p. 286-88.

57. Gray H. A faringe. In: Goss CM, editor. Anatomia do corpo humano.

Philadelphia: Lea & Febiger; 1948. p. 1148-52.

58. Grauer D, Cevidanes LS, Styner MA, Ackerman JL, Proffit WR. Pharyngeal airway volume and shape from cone-beam computed tomography: relationship to facial morphology. Am J Orthod Dentofacial Orthop. 2009;136:805-14.

59. Batool I, Shaheed M, Rizvi SAA, Abbas A. Comparação do espaço aéreo superior e inferior da faringe em casos de ângulo alto e baixo de Classe II. Pak Oral Dent J. 2010;30:81-4.

60. El H, Palomo JM. Volume das vias aéreas para diferentes padrões esqueléticos dentofaciais. Am J Orthod Dentofacial Orthop. 2011;139:e511-21.

61. Kim YJ, Hong JS, Hwang YI, Park YH. Análise tridimensional da via aérea faríngea em crianças pré-adolescentes com diferentes padrões esqueléticos antero-posteriores. Am J Orthod Dentofacial Orthop. 2010;137:306.e1-11; discussão 306-7.

62. Paul D, Varma S, Ajith VV. Via aérea no padrão esquelético de Classe I e Classe II: Um estudo de tomografia computadorizada. Contemp Clin Dent. 2015;6:293-8.

63. Esteller Moré E, Pons Calabuig N, Romero Vilarrno E, Puigdollers Pérez A, Segarra Isern F, Matiñó Soler E, et al. Anomalias no desenvolvimento dentofacial em distúrbios respiratórios relacionados com o sono em pediatria. Ata Otorrinolaringol Esp. 2011;62:132-9.

64. Restrepo C, Santamaria A, Peláez S, Tapias A. Dimensões da via aérea orofaríngea após tratamento com aparelhos funcionais em crianças retrognatas de classe II. J Oral Rehabil. 2011;38:588-94.

65. Kyung SH, Park YC, Pae EK. Pacientes com apnéia obstrutiva do sono que

usam aparelho oral apresentam alterações no tamanho e forma da faringe em três dimensões. Angle Orthod. 2005;75:15-22.

66. Jacabson A, Jacabson RL, editores. Cefalometria radiográfica: do básico à imagem 3D. 2nd ed. Hanover Park: Quintessence Publishing Co; 2006.

67. Clark WJ. A técnica do bloco duplo. Um sistema de aparelho ortopédico funcional. Am J Orthod Dentofacial Orthop. 1988;93:1-18.

68. Bishara SE, editor. Text book of Orthodontics. Philadelphia: WB Saunders Co; 2001.

69. Kushida CA, Morgenthaler TI, Littner MR, Alessi CA, Bailey D, Coleman J Jr, et al. Parâmetros práticos para o tratamento do ressonar e da apneia obstrutiva do sono com aparelhos orais: uma atualização para 2005. Sleep. 2006;29:240-3.

70. Holley AB, Lettieri CJ, Shah AA. Eficácia de um aparelho oral ajustável e comparação com a pressão positiva contínua nas vias aéreas para o tratamento da síndrome da apneia obstrutiva do sono. Chest. 2011;140:1511-6.

71. Young T, Palta M, Dempsey J, Skatrud J, Weber S, Badr S. The occurrence of sleep-disordered breathing among middle-aged adults. N Engl J Med. 1993;328:1230-5.

72. Lam B, Lam DC, Ip MS. Apneia obstrutiva do sono na Ásia. Int J Tuberc Lung Dis. 2007;11:2-11.

73. Lurie A. Apneia obstrutiva do sono em adultos: epidemiologia, apresentação clínica e opções de tratamento. Adv Cardiol. 2011;46:1-42.

74. Jena AK, Duggal R. Efeitos do tratamento com twin-block e aparelho de protracção mandibular-IV (MPA-IV) na correção da má oclusão de Classe II. Angle

Orthod. 2010;80:485-91.

75. Liu Y, Park YC, Lowe AA, Fleetham JA. Análise cefalométrica em decúbito dorsal de um aparelho oral ajustável utilizado no tratamento da apneia obstrutiva do sono. Sleep Breath. 2000;4:59-66.

76. Han S, Choi YJ, Chung CJ, Kim JY, Kim KH. Alterações a longo prazo nas vias aéreas faríngeas após o tratamento com bionator em adolescentes com más oclusões esqueléticas de Classe II. Korean J Orthod. 2014;44:13-9.

77. Ali B, Shaikh A, Fida M. Efeito do aparelho twin-block de Clark (CTB) e da mecanoterapia fixa sem extração nas dimensões faríngeas de crianças em crescimento. Dent Press J Orthod. 2015;20:82-8.

78. Erbas B, Kocadereli I. Alterações das vias aéreas superiores após a terapia com o aparelho Xbow avaliadas com tomografia computorizada de feixe cónico. Angle Orthod. 2014;84:693- 700.

79. Abu Allhaija ES, Al-Khateeb SN. Dimensões úvulo-glosso-faríngeas em diferentes padrões esqueléticos antero-posteriores. Angle Orthod. 2005;75:1012-8.

80. Baccetti T, Franchi L, Toth LR, McNamara JA, Jr. Tempo de tratamento para a terapia Twinblock. Am J Orthod Dentofacial Orthop. 2000;118:159-70.

81. Hagg U, Pancherz H. A ortopedia dento-facial em relação à idade cronológica, período de crescimento e desenvolvimento esquelético. Uma análise de 72 pacientes do sexo masculino com má oclusão de Classe II divisão 1 tratados com o aparelho de Herbst. Eur J Orthod. 1988;10:169-76.

82. Barber SK, Forde KE, Spencer RJ. Classe II divisão 1: Uma revisão baseada em evidências da gestão e calendarização do tratamento no paciente em crescimento.

Dent Update. 2015;42:632-42.

83. Knight H. The effects of three methods of orthodontic appliance therapy on some commonly used cephalometric angular variables. Am J Orthod Dentofacial Orthop. 1988;93:237-44.

84. Luder HU. Efeitos do tratamento com ativador - evidência da ocorrência de dois tipos diferentes de reação. Eur J Orthod. 1981;3:205-22.

85. Quintao C, Helena I, Brunharo VP, Menezes RC, Almeida MA. Alterações do perfil facial dos tecidos moles após a terapia com aparelhos funcionais. Eur J Orthod. 2006;28:35- 41.

86. Wieslander L, Lagerström L. O efeito do tratamento com activadores nas más oclusões de Classe II. Am J Orthod. 1979;75:20-6.

87. Baysal A, Uysal T. Efeitos nos tecidos moles dos aparelhos Twin Block e Herbst em pacientes com retrognatismo mandibular Classe II divisão 1. Eur J Orthod.2013;35:71-81.

88. Toth LR, McNamara JA, Jr. Efeitos do tratamento com o aparelho twin-block e o aparelho FR-2 de Frankel comparados com uma amostra de Classe II não tratada. Am J Orthod Dentofacial Orthop. 1999;116:597-609.

89. Born J, Muth S, Fehm HL. The significance of sleep onset and slow wave sleep for noturnal release of growthhormone (GH) and cortisol. Psiconeuroendocrinologia. 1988;13:233-43.

90. Johnston CD, Richardson A. Alterações cefalométricas na morfologia faríngea do adulto. Eur J Orthod. 1999;21:357-62.

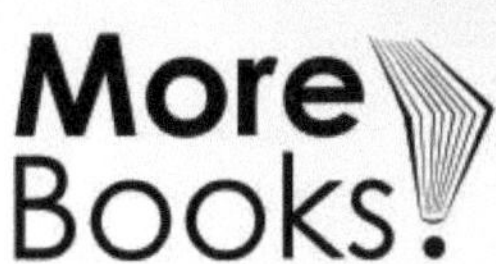

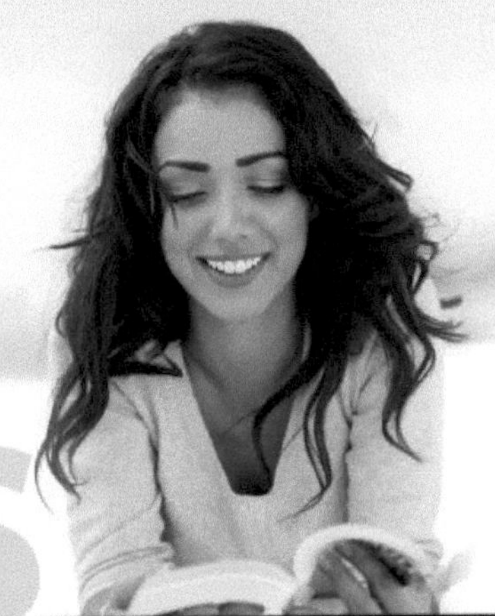

yes

I want morebooks!

Buy your books fast and straightforward online - at one of world's fastest growing online book stores! Environmentally sound due to Print-on-Demand technologies.

Buy your books online at
www.morebooks.shop

Compre os seus livros mais rápido e diretamente na internet, em uma das livrarias on-line com o maior crescimento no mundo! Produção que protege o meio ambiente através das tecnologias de impressão sob demanda.

Compre os seus livros on-line em
www.morebooks.shop

info@omniscriptum.com
www.omniscriptum.com

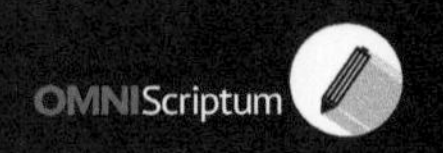

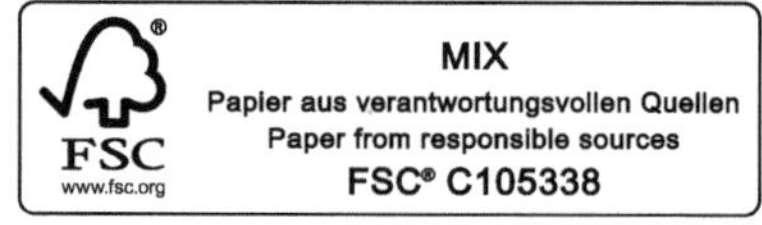

Printed by Books on Demand GmbH, Norderstedt / Germany